EJERCICIOS EN CASA PARA BAJAR DE PESO

AUMENTA TU MASA MUSCULAR, TONIFICAR LOS ABDOMINALES, BÍCEPS, TRÍCEPS Y GLÚTEOS, ENTRENAMIENTOS PARA MUJERES Y HOMBRES

Jessy M. Brown

Índice

Introducción

Es un hecho de la vida moderna que la mayoría de la gente no hace suficiente ejercicio.

Esto, unido a una dieta que es pesada en azúcar y comida rápida cargada de grasas, ha llevado a una oleada de personas obesas y con sobrepeso en la mayoría de los países occidentales, una ola de marea que se está volviendo cada vez más difícil de revertir.

El problema es que, para la mayoría de las personas, es demasiado fácil y conveniente no hacer ejercicio.

Si necesita los comestibles básicos de la

vida diaria - incluso si es sólo un cartón de leche o una barra de pan - es más rápido y más conveniente subir al coche y conducir hasta la tienda que caminar.

Si tiene que llegar al tercer o cuarto piso cuando va a la oficina, es más fácil (aunque no siempre más rápido) tomar el ascensor en lugar de las escaleras.

Sin embargo, muchas personas están dispuestas a pagar cientos o incluso miles de dólares cada año para ser miembro de un gimnasio o de un club de fitness de moda con el fin de mantenerse en forma.

Esto no tiene mucho sentido, así que este libro está aquí para decirles que no tiene por qué ser así.

Te voy a enseñar a guardar tu dinero en

el bolsillo y a hacer ejercicio de una manera natural, de una manera que ni siquiera te das cuenta.

La humanidad logró sobrevivir durante miles de años antes de que a nadie se le ocurriera la idea de "hacer ejercicio en el gimnasio".

Claro, la esperanza de vida del hombre moderno ha aumentado significativamente en los últimos doscientos años, pero sospecho que esto tiene poco que ver con la proliferación de gimnasios de lujo y gimnasios caros.

La buena noticia es que el ejercicio se puede hacer naturalmente todos los días. Con un poco de pensamiento, no es difícil pensar en muchas oportunidades para hacer ejercicio sin tener que recurrir a gastar el dinero ganado en las cuotas del gimnasio.

    Empecemos por ver por qué el ejercicio es tan importante en la vida moderna.

¿Por qué es tan importante el ejercicio?

Para la mayoría de las personas, tomar o hacer ejercicio tiende a ser algo reactivo.

Es decir, tiene que haber algo que ocurra en su vida que les obligue a reevaluar lo que están haciendo. Sucede algo que les hace darse cuenta de que necesitan hacer más ejercicio como una forma de cambiar las cosas que van mal en su vida.

Por ejemplo, muchas personas llegan a un punto en su vida en el que finalmente reconocen lo que, en realidad, han sabido durante mucho tiempo, que tienen sobrepeso o son obesos. Tal vez lo más importante es que, después de haber aceptado finalmente que su peso realmente representa un problema, toman la decisión consciente de hacer algo al respecto. Por lo tanto, hacen una dieta de pérdida de peso de alguna descripción y, para la mayoría de las personas, hacer ejercicio es parte del proceso de pérdida de peso.

La parte más triste es que, si tales personas con sobrepeso u obesas hubieran regulado su ingesta de calorías y hecho ejercicio regular de antemano, nunca habrían llegado a estar en el estado que requiere una acción tan drástica.

Otras personas podrían decidir comenzar a hacer ejercicio en un esfuerzo por retrasar el proceso de envejecimiento, a menudo en un momento de sus vidas en el que finalmente entienden que la llegada de la muerte de la parca está mucho más cerca de lo que antes imaginaban.

Esto es bueno, pero también es un caso clásico de "mejor tarde que nunca". El hecho es que si las personas que hacen ejercicio tarde en la vida lo hubieran hecho sólo veinte o treinta años antes, sus esfuerzos para retrasar lo inevitable habrían sido más efectivos.

Ahí está el punto sobre el ejercicio que mucha gente ignora. El ejercicio no debe ser algo que se hace de manera reactiva, en un punto en el que tiene que hacerse en un intento de revertir algo que ya ha ocurrido.

El ejercicio debe ser visto como un paso proactivo que todo el mundo puede permitirse como una de las mejores medidas preventivas que pueden tomar.

El aumento de la actividad física aumentará la frecuencia cardíaca y fortalecerá todos los músculos del cuerpo. El corazón es sólo un músculo y todos los músculos se fortalecen cuanto más a menudo se trabajan.

Este aumento resultante en la actividad cardíaca acelerará automáticamente la circulación sanguínea a través de su cuerpo, lo que a su vez entregará más oxígeno y nutrientes a todos sus órganos.

El ejercicio regular ayuda a aumentar la capacidad de los pulmones para absorber y utilizar el oxígeno, es eficaz para reducir la grasa corporal y disminuye los niveles de azúcares y colesterol "malo" en la sangre.

Un programa de ejercicio regular (si se inicia lo suficientemente temprano) también puede ayudar a retrasar el inevitable proceso de envejecimiento.

El ejercicio fortalecerá el cuerpo, lo que equivale a un cuerpo más resistente a las enfermedades y las lesiones.

Hacer ejercicio regularmente también mejora su calidad de vida en general. Te hace sentir mejor física y mentalmente.

Te permite disfrutar de todo lo que haces mucho más de lo que hacías antes, porque has aumentado tu energía y vitalidad y eso te permite involucrarte más en todo lo que está sucediendo.

Todos estos son beneficios que usted puede disfrutar simplemente comenzando a hacer ejercicio ahora, en lugar de esperar hasta que `tenga que hacerlo' por alguna razón u otra.

Así que, ¿estoy abogando por inscribirme en uno de los "clubes de fitness de lujo" mencionados anteriormente o por inscribirme (y pagar por ello) en un gimnasio caro? Absolutamente no!

Hay docenas de oportunidades para "hacer ejercicio" durante el curso del día promedio, y realmente es sólo una cuestión de tomar las decisiones correctas, como verás.

En algunas partes del mundo, el ejercicio es una parte natural de la vida, porque la gente en muchos lugares simplemente no tiene las opciones que tienen los que viven en los países ricos de

Occidente.

Por ejemplo, no comen hamburguesas o papas fritas cada dos días, porque no hay una tienda de comida rápida en el centro comercial local (de hecho, no hay centro comercial local).

No se suben al coche para ir a todas partes, porque no tienen coche, y como tampoco hay autobuses, van andando a todas partes.

Estas personas se ven obligadas a adoptar un estilo de vida que en muchos aspectos es más saludable que el que la mayoría de las personas en los países occidentales desarrollados están acostumbradas, porque no tienen otra opción.

Usted tiene una opción, y depende de usted elegir vivir de una manera que le beneficie a usted y a su salud, en lugar de perjudicarla.

Parte de esa elección es hacer ejercicio regularmente, y cuanto antes empieces a trabajar tu cuerpo un poco más de lo que lo haces en la actualidad, mejor será.

> ### *Algunas precauciones*

El ejercicio es bueno para usted, pero necesita asegurarse de que está en condiciones de manejar cualquier cosa que planee hacer antes de comenzar.

Especialmente si usted no ha hecho ejercicio regular durante algún tiempo, tiene sentido hacerse un chequeo físico completo antes de comenzar con cualquier régimen de ejercicio.

Dígale a su médico por qué se está sometiendo al chequeo y qué planea hacer, porque es posible que tenga algún consejo o aporte que le ayude a racionalizar sus planes.

Entienda también que la mayoría de las personas que no han hecho ejercicio durante algún tiempo deben comenzar lentamente, sin importar qué forma de ejercicio planean seguir.

Tratar de hacer demasiado, demasiado rápido podría ser potencialmente más dañino que no hacer nada en absoluto, porque la tensión que ejerce sobre su cuerpo puede ser demasiado. El riesgo de lesión o incluso peor es mucho mayor si usted trata de hacer las cosas demasiado rápido.

Otra cosa que usted debe hacer antes de comenzar cualquier régimen de ejercicio es reconocer y aceptar su edad y condición física general.

Aunque a todos nos gusta creer que todavía podemos hacer cosas que podríamos hacer en nuestra adolescencia y en los años veinte, cuando llegas a la segunda mitad de tu vida la verdad es que, simplemente, no puedes hacer lo que podías en un momento dado.

Acéptalo y trata de evitar verlo como un reto que hay que superar. Hacerlo probablemente lo llevará a tratar de hacer demasiado, y de nuevo, eso puede aumentar significativamente el riesgo de lesiones.

El lesionarse es una de las formas más seguras de detener su programa de ejercicios en seco, por lo que el mayor riesgo inherente a hacer demasiado, demasiado pronto, no vale la pena.

Caminar es lo primero que debes hacer

¿Cuándo fue la última vez que caminaste a algún lado?

No estoy hablando de hacer senderismo por las montañas y caminar hacia los valles profundos. Tampoco me refiero a las marchas de ruta.

Piensa en ello. ¿Cuándo fue la última vez que hizo el esfuerzo de caminar, en lugar de saltar en el auto o en el tren subterráneo?

Caminar es una de las formas más fáciles y efectivas de ejercicio aeróbico (ejercicio que aumenta la frecuencia cardíaca y por lo tanto la circulación sanguínea) que existe y es algo que está disponible para todos sin costo alguno.

De hecho, caminar le ahorrará dinero y le ayudará a proteger el mundo en el que vivimos.

Ahorra dinero en su factura de gasolina y reduce la cantidad de contaminantes generados por el automóvil que se bombean a la atmósfera que todos respiramos, por ejemplo.

Caminar regularmente ayuda a reducir el riesgo de enfermedades cardíacas, osteoporosis y algunos tipos de cáncer, así como a reducir la grasa corporal y la presión arterial. A diferencia de muchas otras formas de ejercicio (por ejemplo, trotar), caminar es de bajo impacto y baja intensidad, por lo que el riesgo de lesiones también se minimiza.

Si caminas un par de kilómetros hasta la tienda en lugar de tomar el autobús o el metro, entonces te haces un bien a ti mismo, además de guardar un dólar o dos en el bolsillo.

Caminar es algo que se puede hacer en cualquier momento, en cualquier lugar y a un costo absolutamente cero. Todo lo que necesitas es un par de zapatos cómodos, preferiblemente con suelas acolchadas para proteger tus pies y la parte superior de cuero (o de otros materiales naturales como la lona) que te permitirán respirar.

Muchos zapatos deportivos modernos están construidos enteramente de materiales sintéticos (generalmente, alguna forma de plástico) y por lo tanto, usarlos lleva a una acumulación insana de sudor. Esto puede conducir a condiciones fúngicas como el pie del atleta, y tener tal condición reduciría seriamente su programa de ejercicio, así que usar los zapatos adecuados desde el principio es extremadamente importante.

¿Quizás piensas que no tienes tiempo ni oportunidad de caminar? Déjame decirte, eso es sólo una excusa.

Todos tienen la oportunidad de caminar si están dispuestos a hacer pequeños ajustes en la forma en que viven su vida diaria.

Por ejemplo, si usted toma el transporte público para ir al trabajo todos los días - el metro o el autobús - ¿qué tal si se baja un par de paradas antes y camina por la calle?

el resto del camino? Añadirá cinco minutos a su tiempo de viaje, pero si eso puede añadir un par de años más a su vida, ¿no consideraría que es una compensación razonable?

¿Alguna vez ha pensado en llevar a los niños a la escuela, en lugar de amontonarlos en la parte trasera de la camioneta y conducirlos el kilómetro que toma? Caminar no sólo sería bueno para usted, sino que también le enseña a sus hijos buenos hábitos desde una edad temprana, y hay investigaciones que indican que los niños a los que se les enseña que caminar es una buena idea cuando son jóvenes tienden a seguir haciéndolo durante toda su vida posterior.

Usted protege su propia salud y la de sus hijos durante años con sólo un pequeño cambio en su rutina diaria.

¿Qué tal si llevamos al perro a dar un paseo por la mañana y una vez más, lo último por la noche?

¿No tienes un perro? No necesitas un perro con pedigrí, así que ve al centro local de rescate de perros o al refugio y encuentra un nuevo amigo de cuatro patas.

Pasear al perro de esta manera puede significar levantarse de la cama diez minutos antes, pero, como sugerí antes, ¿no es una compensación razonable por unos cuantos años más?

A veces, no importa cuán buenas sean tus intenciones, tendrás que usar el auto. Si, por ejemplo, usted trabaja en un lugar remoto sin transporte público adecuado, o necesita ir al centro comercial local para hacer las compras de una semana completa, entonces probablemente no tenga más remedio que conducir.

En esta situación, ¿qué tal si aparcas el coche en el aparcamiento en el punto más alejado de tu destino y caminas unos cientos de metros?

Si estás de compras, vas a empujar un carrito con todos tus comestibles desde la tienda hasta tu coche, de modo que eso añade un poco de esfuerzo extra (es decir, ejercicio) a lo que estás haciendo, y si estás trabajando, entonces no vas a llevar nada pesado todos los días, ¡así que no hay excusa para no hacer esto!

¿Cuánto tiempo debo caminar?

La respuesta a esa pregunta es: cuanto más camine, mejor será y más se beneficiará su salud.

Al principio, por lo menos, tómeselo con calma con períodos cortos de diez minutos de caminata. Comience cada caminata relativamente despacio y con suavidad, acelerando en el medio, y termine con un breve "refrescarse" cuando vaya a dar un paseo.

Gradualmente (pero no demasiado gradualmente) aumente esto a caminar por lo menos 30 minutos al día por lo menos cinco veces a la semana, aunque no es necesario que usted haga ejercicio durante los treinta minutos completos de la sesión. Tres de diez minutos

Las caminatas serían, por ejemplo, igualmente efectivas, así que si eso encaja mejor con su rutina diaria, entonces ese es el camino a seguir.

Sin embargo, también debe tener en cuenta que treinta minutos al día, cinco veces a la semana, es el tiempo mínimo que debe dedicar a caminar, no su objetivo final. Si usted puede manejar una hora al día, ¡eso es aún mejor!

Si va a tomar en serio sus caminatas (y recuerde que estamos hablando de su salud y bienestar, por lo que debería hacerlo), es posible que desee invertir en un podómetro con el que pueda contar el número de pasos que da todos los días.

Utilícelo para establecer cuántos pasos da en un día normal y luego intente aumentar ese número en al menos 2.000 pasos más como su objetivo inicial.

A un paso rápido, eso representa un par de kilómetros extra al día, así que es un buen comienzo, pero esto debe ser considerado como un comienzo solamente. Intente aumentar esta cifra tanto como pueda y su salud se beneficiará inevitablemente de sus esfuerzos.

Es natural que haya momentos en los que usted esté menos motivado que otros para realizar su caminata. Esto es cuando tener un perro con quien hacer ejercicio puede ser un gran motivador, o sacar a los niños a pasear serviría para un propósito similar.

De lo contrario, caminar también puede ser una forma muy sociable de ejercicio, así que ¿qué tal si tratas de reunir a un grupo de amigos o colegas de trabajo para ir a caminar juntos?

Algunas de esas personas probablemente están pagando cientos de dólares en cuotas de membresía al gimnasio en este mismo momento, y si usted puede mostrarles cómo pueden obtener exactamente los mismos beneficios de ejercicio de forma gratuita, entonces es más que probable que acepten su desafío.

Escaleras: Todo lo que necesitas

Olvida el ascensor!

Muchas personas, especialmente las que viven en ciudades congestionadas, trabajan en torres de oficinas. Usan el ascensor todos los días de su vida para llegar desde la planta baja a la planta en la que se encuentra su oficina.

Otros utilizan ascensores en grandes almacenes, torres de apartamentos, etc.

Olvídese del ascensor y tome las escaleras, porque subir escaleras es una de las formas más efectivas de ejercicio aeróbico que puede hacer.

Esto fue claramente probado por un estudio británico hace unos diez años, cuando los investigadores descubrieron que para las personas medianamente sedentarias, sólo unos pocos minutos subiendo las escaleras todos los días mejoraba demostrablemente su salud cardiovascular.

Este estudio fue de particular interés porque apoyó la idea de que tomar varios chorros cortos de ejercicio todos los días hará una diferencia significativa en su salud (de ahí la idea de que usted puede caminar diez minutos al día tres veces, en lugar de sólo una sesión de treinta minutos).

El estudio requirió que 20 mujeres de edad universitaria que vivían vidas relativamente sedentarias subieran 200 escalones en menos de dos minutos y medio.

Esto representó un ritmo "rápido pero cómodo" según los investigadores que llevaron a cabo el estudio, pero la primera vez que lo hicieron, sirvió para disparar los ritmos cardíacos de los sujetos de la prueba hasta alrededor del 90% de los ritmos cardíacos máximos anticipados.

A pesar de esto, los sujetos de prueba pasaron de hacer un ascenso por día durante la primera semana a seis por día en la sexta y séptima semanas.

Por lo tanto, esto significaba que los sujetos de la prueba estaban subiendo escaleras durante unos trece minutos y medio al día al final de la prueba, lo que (en caso de que el punto no esté claro) representa menos de un cuarto de hora de ejercicio razonablemente riguroso cada día.

Al final de este programa de ejercicio relativamente modesto (y completamente gratuito), las mujeres a las que se les realizó la prueba estaban mucho mejor preparadas que antes. Todos los indicadores han mejorado considerablemente. Su ritmo cardíaco inmediatamente después de la ascensión había disminuido notablemente y su respiración también se había ralentizado, lo que indicaba que necesitaban ingerir menos oxígeno para "alimentar" sus esfuerzos.

Por otro lado, sus niveles de HDL habían aumentado, lo que es bueno, porque la lipoproteína de alta densidad también se conoce a veces como colesterol "bueno". Los niveles altos de HDL en la sangre parecen jugar un papel en la reducción del riesgo de ataque cardíaco, mientras que los niveles bajos parecen hacer lo contrario al aumentar el riesgo de enfermedad cardíaca.

Está claro lo eficaz que puede ser subir las escaleras como ejercicio, y más aún si se sube por las escaleras que se suben de dos en dos.

Esto aumenta significativamente el trabajo que los músculos de las piernas tienen que hacer, y eso en sí mismo aumenta los efectos aeróbicos de su ejercicio en un grado notable.

Todo esto prueba una cosa.

Usted no tiene que hacer ejercicio durante horas para disfrutar de los beneficios que un'ejercicio' le traerá. Menos de 15 minutos de subir escaleras al día mejorará significativamente su salud aeróbica general y no le costará nada en absoluto.

Así que, la próxima vez que vaya a la oficina o a la tienda y se sienta tentado de entrar en un ascensor lleno, caliente y sudoroso, piénselo por un momento.

Aprovecha tu casa y tu jardín

En el análisis final, el ejercicio no es más que hacer que tu cuerpo trabaje, quemar energía usando tus músculos para lograr ciertos objetivos que te propones a ti mismo.

En tiempos pasados, cuando el trabajo físico era mucho más común e importante, el hombre no necesitaba realmente preocuparse por lo que es esencialmente un requisito artificial como una forma de quemar energía.

Hoy en día, el estilo de vida occidental en general implica muy poco trabajo físico basado en el trabajo, de ahí la necesidad de pensar en formas de hacer ejercicio.

Dirigir una casa y un hogar requiere trabajo y esfuerzo, sin embargo, ya sea que te des cuenta o no, estás haciendo ejercicio cada vez que intentas cualquier tipo de tarea alrededor de la casa.

Por ejemplo, muchas mujeres encontrarían que usar la aspiradora y limpiar el polvo de la casa es una tarea tediosa y tediosa. Limpiar las ventanas, planchar y lavar la ropa probablemente tampoco sería una de las actividades más divertidas.

Sin embargo, todas estas actividades representan un ejercicio que usted ni siquiera sabe que está haciendo, como lo demuestra el hecho de que 15 minutos de limpiar con la aspiradora y el polvo queman 40 kilocalorías adicionales para una mujer de 40 años que pesa 78 kilos y mide 165 centímetros.

Eso no es una cantidad enorme, pero indica que se está trabajando, y por lo tanto se está haciendo una especie de ejercicio, incluso sin darse cuenta.

Cortar el césped, cavar en el jardín y arrancar las malas hierbas tendrá un efecto igualmente beneficioso, con quince minutos de hacer este tipo de actividad quemando más de cincuenta calorías para la misma mujer.

Dado que la "jardinería" es una actividad en la que muchas personas disfrutan y pasan muchas horas involucradas, existe el potencial para un ejercicio serio. Sospecho que la mayoría de la gente nunca consideraría esto como ejercicio, así que eso lo hace mucho más fácil de hacer.

¿Está sucio el coche? Si es así, olvídese

de la idea de llevarlo al lavadero de autos, ya que lavarse las manos usted mismo tiene muchos beneficios. No sólo ahorrará el dinero que de otro modo habría gastado en el lavado de coches y hará su granito de arena para ayudar al medio ambiente, sino que también podrá estirarse, ya que tendrá que alcanzar el techo del coche, doblar y trabajar los músculos. Estos son músculos que generalmente no se utilizan si se trabaja en un entorno de oficina sedentario.

En el caso de lavar el coche, incluso a un ritmo suave y agradable -después de todo, no es una carrera- seguirás quemando 150 kilocalorías por hora.

¿Tiene hijos o un miembro de la familia que vive relativamente cerca tiene una familia? Hágales un favor al llevar a los niños al parque para un juego suave de lo que le apetezca - fútbol, béisbol, cricket, tenis - realmente no importa mucho qué deporte sea.

El punto es que es bueno para todos ustedes tanto a nivel físico como espiritual, no cuesta nada y les dará un gran apetito.

¿Quieres avanzar más rápido?

Quizás caminar no es para ti, así que aquí tienes una alternativa.

La próxima vez que te subas al coche, apunta a la tienda de bicicletas y cómprate una bicicleta.

Como método para ir del punto A al punto B, el ciclismo tiene casi todo a su favor y muy pocos inconvenientes.

Para empezar, el ciclismo es un ejercicio estupendo, además de ser desafiante, sociable y un montón de diversión.

Es respetuoso con el medio ambiente -

no se emiten contaminantes cuando se utiliza la potencia de los pedales - utiliza todos los principales grupos musculares de la mitad inferior del cuerpo, y le da a su corazón un excelente ejercicio también.

Para las muchas personas que no pueden hacer otros deportes como el jogging debido al impacto y la presión que este deporte ejerce sobre sus articulaciones, el ciclismo es ideal.

Debido a que la bicicleta soporta la mayor parte del peso de su cuerpo, el impacto en sus articulaciones se reduce significativamente mientras está en su bicicleta, por lo que el ciclismo es algo que casi cualquier persona puede hacer.

Quema calorías y ayuda a reducir los niveles de grasa en su cuerpo también, así que si usted está interesado en perder peso mientras se divierte, el ciclismo definitivamente sería un deporte a considerar.

Otra ventaja del ciclismo es que la mayoría de nosotros ya podemos hacerlo, por lo que no se requiere ningún entrenamiento especial adicional. Esto puede ser una ventaja en comparación con otras formas de ejercicio en las que se necesita entrenamiento, porque la sola idea de pasar por un programa de entrenamiento puede desanimarlo a usted para que se involucre en primer lugar. Sin embargo, una vez que sabes montar en bicicleta, es un caso de, una vez aprendido, nunca olvidado.

Si quieres iniciarte en el ciclismo, el primer consejo es que, como con todas las formas de ejercicio, debes empezar despacio, especialmente si no has hecho ningún ejercicio en el pasado reciente (¡y esa condición se aplica a un gran número de personas!).

Lo siguiente que tienes que hacer es decidir qué tipo de bicicleta quieres. Hay muchos tipos diferentes disponibles, como bicicletas de carretera de carreras, bicicletas de turismo y bicicletas de montaña.

¿Qué planeas hacer en tu bicicleta y dónde quieres montarla? Conteste a esa pregunta, y eso le indicará el tipo de bicicleta que es mejor para usted.

No todo el mundo tiene acceso a las mismas instalaciones y recursos o utilizará sus bicicletas para los mismos fines, porque estos factores varían de un país a otro y a veces de una zona a otra.

Por ejemplo, no todo el mundo va en bicicleta por las carreteras, porque una de las pocas desventajas del ciclismo es que puede ser bastante peligroso hacerlo en muchos lugares, porque el nivel de conducción de los coches y de los conductores varía mucho.

En algunos países (el Reino Unido es un gran ejemplo) hay un número creciente de carriles para bicicletas en algunas de las zonas más bellas del campo, por lo que es posible que decidas hacer ciclismo todo terreno si tienes acceso a estos recursos e instalaciones. Esto, naturalmente, le indicará la dirección de una bicicleta de montaña en lugar de una máquina de carreras de carretera.

En Japón, es común ver a una madre que lleva a dos niños de kindergarten a la escuela en bicicleta. En esta situación, una bicicleta de paseo es la mejor opción.

Por lo tanto, todo el mundo elegirá su bicicleta de acuerdo a sus necesidades específicas, así que trate de establecer cuáles son las suyas antes de invertir en una bicicleta.

No sea demasiado orgulloso para echar un vistazo a las tiendas de segunda mano cuando usted está buscando una bicicleta tampoco. Usted encontrará algunas gangas sorprendentes, y (como un ávido navegador de tiendas de segunda mano) es sorprendente que casi todas las tiendas que he visitado alguna vez parece que tienen bicicletas casi permanentemente en stock! También, pruebe recursos en línea como Overstock, donde se pueden comprar bicicletas nuevas a precios de fábrica, así como sitios de subastas como eBay.

Una vez que se haya decidido por el ciclismo, deberá invertir en equipo básico, como un casco de seguridad homologado y luces adecuadas para su máquina (tanto delanteras como traseras).

Llevar consigo un juego básico de herramientas y una cámara de aire de repuesto (que debe saber cómo cambiar) es una buena idea, y usar ropa brillante y reflectante le ayudará a mantenerse seguro, sin importar dónde esté usando su bicicleta.

Al principio, siga andando en bicicleta por un terreno razonablemente llano hasta que haya acumulado resistencia y resistencia, y esté preparado para las piernas muy rígidas el día después de su primer par de paseos. Eso te dice que estás trabajando los músculos que no se han utilizado durante algún tiempo, así que es algo bueno aunque no se sienta así en ese momento!

Una vez que haya construido desde este punto de partida, entonces empiece a incluir colinas e inclinaciones en las rutas ciclistas que haya elegido, ya que esto aumentará el trabajo que tiene que hacer mientras pedalea, y eso aumenta considerablemente los beneficios aeróbicos de su entrenamiento ciclista.

Como se mencionó al principio de esta sección, el ciclismo puede ser un pasatiempo muy sociable, y si quieres disfrutar más de tu ciclismo, ¿por qué no unirte a un club de ciclismo local? Hay muchos recursos en línea donde se puede encontrar información sobre estos grupos, como Cycling England, Bicycle Tours USA y Cycling News.

Además, hay sitios que ofrecen mucha

orientación general y ayuda sobre ciclismo, como la página sobre ciclismo de About.com y Why Cycle, que es un sitio con sede en el Reino Unido que está lleno de buenos consejos e ideas que se pueden utilizar cuando se pedalea en cualquier lugar.

¡Sumérgete!

Otro excelente deporte de bajo impacto que casi todo el mundo puede practicar es la natación.

La natación es un gran ejercicio que pone un mínimo de estrés en su cuerpo mientras trabaja todos los principales grupos musculares a través de todo su cuerpo.

Debido a que el peso de su cuerpo siempre está totalmente soportado por el agua mientras está nadando, es una forma de ejercicio que literalmente no tiene ningún impacto en sus articulaciones, por lo que es bastante ideal para cualquier persona.

Es un deporte que requiere sólo el equipo más básico - un traje de baño (¡obviamente!) más gafas para mejorar su visión subacuática y proteger sus ojos. Algunas personas también prefieren usar tapones para los oídos mientras nadan (especialmente aquellos que son susceptibles a las infecciones del oído) aunque esto no es estrictamente necesario.

La natación es un excelente ejercicio aeróbico completo, ya que trabaja todos los músculos del cuerpo. Cuantos más "golpes" de natación (por ejemplo, golpes en el pecho, en la espalda, etc.) sepa, más beneficios obtendrá de la natación. Esto se debe a que las diferentes acciones requeridas por cada derrame cerebral, naturalmente, requieren de diferentes grupos musculares para su aplicación exitosa.

Para obtener todos los beneficios de la natación es necesario saber nadar, pero nunca es demasiado tarde para empezar a aprender.

La mayoría de las piscinas locales ofrecen lecciones para todos, desde los bebés más pequeños hasta los adultos, por lo que no debería ser demasiado difícil encontrar un lugar donde puedas aprender y no te avergüences de unirte a la clase.

Ciertamente no estarás solo, aunque, si eres del tipo que puede ser tímido con este tipo de cosas, entonces debería ser posible recibir clases particulares.

Haga un esfuerzo para reservar un tiempo cada semana cuando pueda ir a nadar, e ir con sus amigos o (mejor aún) sus hijos, ya que esto aumentará la diversión de lo que está haciendo considerablemente. Mientras más divertido sea, menos parecerá un ejercicio real.

Como siempre, empiece despacio, porque, aunque la natación es el deporte más suave en términos del impacto negativo del "shock" que tendrá en su cuerpo (no hay ninguno), sigue siendo agotador. Su corazón estará recibiendo un entrenamiento serio cuando esté nadando, aunque probablemente usted no se dará cuenta del hecho, así que no trate de hacer demasiado y demasiado rápido.

Una vez que tengas los fundamentos en su lugar - al menos puedes nadar - entonces para obtener los máximos beneficios de tu nueva habilidad, deberías considerar la posibilidad de poner en marcha algún tipo de plan.

De lo contrario, es demasiado fácil entrar en una rutina, haciendo el mismo número de longitudes de la piscina todos los días, y eso puede llegar a ser tedioso muy rápidamente. Cuando lo haga, puede que empiece a perder interés, vaya cada vez menos a la piscina y no pasará mucho tiempo antes de que deje de ir por completo. Y luego vuelves a empezar de cero, sin hacer ningún ejercicio.

He aquí un plan general para obtener los máximos beneficios de la natación. Este plan aumentará seriamente sus niveles de acondicionamiento físico en dos períodos de cuatro semanas. Cada una de estas cuatro semanas se compone de tres semanas de entrenamiento activo de natación seguido de una semana de recuperación y relajación.

Si eso suena inmediatamente aterrador o preocupante, no se alarme. Este no es un programa para aquellos que están planeando convertirse en nadadores de clase olímpica! Sin embargo, está diseñado para ser un programa que traerá aumentos notables en los niveles de acondicionamiento físico tan pronto como sea posible, así que, si ese es el objetivo principal de hacer ejercicio, entonces esto es ideal para usted.

Los fundamentos de este plan son esencialmente los mismos, sin embargo, muchas veces usted estará nadando, al igual que los objetivos. Lo que va a hacer es mejorar su estado físico mientras aprende mejores técnicas de natación, para que pueda nadar más eficientemente.

Esto es importante, porque fortalecerse mientras se sigue aplicando una técnica deficiente no va a ayudarlo realmente. Aunque el objetivo principal es ponerse en forma a través del ejercicio, la mejora de sus habilidades de natación también es un punto central de este plan.

En términos prácticos, la técnica y la aptitud van de la mano, en el sentido de que no se puede maximizar una sin centrarse en la otra. Por otro lado, es bastante imposible enfocarse en ambos al mismo tiempo, y eso puede llevar a la frustración y a la sensación de que no se está mejorando o de que no se está llegando a ninguna parte.

Por lo tanto, este programa mezcla el desarrollo de las habilidades de natación y el ejercicio, pero no al mismo tiempo.

Es un plan de entrenamiento que se centra principalmente en satisfacer su necesidad general de mejorar los niveles generales de forma física, pero sigue siendo un plan de entrenamiento que es sumamente adaptable. En otras palabras, si su objetivo o meta a largo plazo va más allá de simplemente ponerse un poco más en forma, entonces puede modificar este plan para que se adapte a sus necesidades específicas.

Por ejemplo, si usted está buscando nada más que un buen entrenamiento aeróbico, entonces este plan funcionará para usted tal como es, ya que correr a través del plan sólo una vez aumentará notablemente sus niveles de acondicionamiento físico.

Si entonces desea llevar su estado físico al siguiente nivel, simplemente repita el programa y siga haciéndolo hasta que llegue el punto en el que esté contento.

con tu condición. Entonces es sólo un caso de mantener esa condición con sesiones regulares de natación.

➢ *Así es como funciona:*

Este es un plan sistemático, así que usted necesita tener un lápiz y papel para escribir las cosas. También se necesitan algunos cálculos, por lo que una calculadora también puede ser útil. Alternativamente, escriba todo en su computadora en un documento de Word, y use también la calculadora incorporada.

En la primera semana de cuatro, cada sesión de entrenamiento debe tener una duración de 45 minutos. De estos, pase los primeros 9 minutos calentando con un poco de estiramiento suave al lado de la piscina, seguido de un poco de natación moderada. Dedique los siguientes nueve minutos a su técnica de natación, seguidos de veintidós minutos de su período principal de entrenamiento físico. En este período, nadar rápido durante treinta segundos, seguido de 30 segundos a ritmo medio, otro rápido treinta y luego treinta segundos de descanso. Esto se repite hasta que el período haya terminado. Por último, hay un período de enfriamiento de cinco minutos de natación suave.

Durante las próximas tres semanas, aumente el período de entrenamiento "principal" entre un 5 y un 10% por semana. Esto no es a expensas de ninguna de las otras sesiones, por lo que el tiempo total de su piscina debería aumentar a lo largo de las semanas.

Decida cuántas sesiones de natación puede realizar a la semana y cúmplase a ese plan. Sea tan consistente como pueda, así que si hace cinco sesiones en la primera semana, trate de hacer lo mismo (o tan cerca como pueda) cada semana.

También, si es posible, trate de aumentar su período de entrenamiento "principal" en cada sesión. Si, por ejemplo, está planeando un aumento total del 10% durante la semana y tiene anotadas cinco sesiones, empiece con un aumento del 5%, luego del 6% en la siguiente sesión, del 7% en la siguiente y así sucesivamente.

Incluso al final del ciclo total de ocho semanas, no debe nadar más de 75 minutos por sesión en total, y no recomiendo que aumente el entrenamiento principal en más de un 10% en una semana determinada. Un objetivo de aumento de entre cinco y diez minutos por semana de entrenamiento "principal" es un buen objetivo.

Asegúrese de completar cada'sección' de cada sesión de entrenamiento, y asegúrese de descansar hasta un minuto entre cada'sección' de la sesión.

En cada sección de tus sesiones de entrenamiento, hazlo todo tantas veces como puedas, para que no se pierda nada de tu tiempo de entrenamiento.

Recuerde que este plan se basa en tres semanas de entrenamiento activo, seguidas de una semana de descanso, luego otras tres semanas de entrenamiento y una semana de descanso. Asegúrese de que cuando empiece cada nuevo período de entrenamiento de tres semanas, lo haga desde el momento en que terminó el programa de las últimas tres semanas. Si, por ejemplo, terminaste tu último período de tres semanas con un entrenamiento principal

tiempo del programa de 40 minutos, ese es el punto de partida. NO se vuelve a empezar de nuevo y, por supuesto, esto sigue estando sujeto a un máximo de 75 minutos por sesión en total.

Este programa sin duda mejorará sus niveles de condición física, simplemente porque está haciendo ejercicio con regularidad.

En términos de técnica, sin embargo, las mejoras pueden no ser tan fáciles de reconocer por ti mismo, así que es una buena idea solicitar la ayuda de otras personas que puedan darte una evaluación imparcial de cuánto has mejorado, y de lo que aún tienes que hacer en términos técnicos.

Si usted tiene un amigo que es un nadador fuerte, o tal vez alguien que es un experto reconocido, como un salvavidas, sería una buena persona para pedir ayuda.

En caso contrario, su piscina local puede tener un entrenador de natación y, en ese caso, podría reservar unas cuantas sesiones de formación profesional como forma de identificar y, a continuación, "eliminar" cualquier defecto técnico o punto débil.

Recuerda que la idea de mejorar tu técnica no es convertirte en un nadador de clase internacional! Sin embargo, sin una buena técnica tampoco obtendrá los máximos beneficios en términos de fitness, así que no descuide el aspecto técnico de la natación.

Solo haz esto... ¡Saltar!

Saltar, es otra excelente forma de ejercicio aeróbico que puede hacer literalmente en cualquier momento y en cualquier lugar.

Ayuda a mejorar tanto el corazón como los pulmones, así como a mejorar la flexibilidad, la coordinación y, por supuesto, la forma física.

Saltar puede parecer a primera vista que será una opción fácil, pero es posible que descubra que puede ser mucho más difícil de lo que piensa si decide seguir saltando durante un período de tiempo determinado. Recuerde que los boxeadores utilizan la omisión como parte integral de sus programas de entrenamiento entre partidos, y no son generalmente conocidos por hacer las cosas de la manera fácil, por lo que debe decirle cuán efectiva es la omisión como una forma de ejercicio de entrenamiento.

Saltar también representa un entrenamiento de alta intensidad, como lo indica el hecho de que veinte minutos de saltar queman 250 kilocalorías de energía. Es ideal para ayudar a moldear y tonificar la parte inferior del cuerpo, especialmente las pantorrillas, caderas, muslos y nalgas.

De hecho, saltar es directamente comparable a correr a 12 km/h en términos de la energía que se quema, pero debido a que es una actividad que conlleva un nivel de impacto más bajo que correr, es mucho más suave en las articulaciones y es menos probable que cause lesiones que golpear las aceras o usar una máquina en marcha.

Sin embargo, saltar implica obviamente saltar hacia arriba y hacia abajo y, por lo tanto, hay que tener en cuenta algunas consecuencias. Por lo tanto, es necesario tomar algunas precauciones básicas y sensatas.

Por ejemplo, usted debe asegurarse de tener una cuerda que sea de la longitud correcta para su estatura.

Para probar esto, párese en la cuerda en el punto medio y levante las asas en cada extremo. Si la cuerda es de la longitud correcta, entonces el punto donde la cuerda y los mangos se unen debe estar a un nivel con las axilas.

Si es demasiado corta, necesita una cuerda más larga. Sin embargo, si es demasiado largo, todo lo que necesita hacer es acortarlo artificialmente atando nudos en la cuerda lo más cerca posible de los mangos. Esta es una buena idea si más de una persona usa la misma cuerda.

Cuando usted está saltando, también puede reducir los efectos potencialmente adversos del impacto del "aterrizaje" usando zapatos con suela acolchada, y tratando de saltar sobre superficies que tienen algo de "ceder" en ellas.

Por ejemplo, saltar sobre un piso de madera (que tiene algo de "flexión") será mejor que saltar sobre un piso de baldosas o de concreto.

Para la mayoría de nosotros, la última vez que nos saltamos fue probablemente hace muchos años, así que, en caso de que lo hayas olvidado, aquí están los fundamentos de cómo saltar para obtener los máximos beneficios del ejercicio:

- Párese de pie pero relájese mientras lo hace, y trate de respirar normalmente.

- Mantenga los codos a la altura de la cintura, pero los brazos deben extenderse lateralmente en un ángulo de aproximadamente 90 grados con respecto al cuerpo.

- Necesitas perfeccionar un movimiento circular de la muñeca para girar la cuerda de saltar.

- Sujete los mangos de la cuerda sin apretarlos y utilice los dedos pulgares e índices como medio para controlar la cuerda.

- Salta de las pelotas de tus pies y trata de amortiguar tu aterrizaje (que debería estar de vuelta en las pelotas de tus pies) flexionando tus rodillas.

¡Esta no es la competición olímpica de salto de altura! Sólo necesita saltar lo suficientemente alto para permitir que la cuerda pase por debajo de sus pies. Si puede hacer esto con éxito, entonces hacer alrededor de 60 vueltas por minuto (es decir, una por segundo) debería ser un objetivo inicial alcanzable.

Tomará un poco de práctica, pero una vez que haya dominado estos conceptos básicos, entonces es posible que desee empezar a hacer algunos trucos y saltar `acrobacias', tanto como una forma de hacer su sesión un poco más interesante y también para mostrar sus nuevos talentos encontrados!

Lo creas o no, según el sitio web de la Federación Internacional de Salto con Cuerda, hay más de cien trucos de cuerda simples que puedes aprender, incluyendo los favoritos como el "rebote doble", el "esquiador" y la "campana":

Saltarse es una forma de ejercicio muy simple pero extremadamente efectiva que cualquiera puede hacer en cualquier lugar. No subestime sus beneficios sólo porque no haya saltado una vez sobre una cuerda desde el día que dejó la escuela!

Estirar, doblar y tonificar

Hasta ahora, todos los formatos de ejercicio que hemos considerado se han centrado en el lado aeróbico de hacer ejercicio, haciendo actividades que quemarán energía mientras se trabaja el corazón y los pulmones un poco más duro.

Sin embargo, no todo el ejercicio es necesariamente aeróbico, ya que hay muchos ejercicios que se centran más en tonificar y moldear el cuerpo, mientras que aumentan cosas como la flexibilidad y la flexibilidad.

Tales ejercicios no son menos beneficiosos que los ejercicios aeróbicos que hemos visto hasta ahora, y usted podría sorprenderse de cuántas maneras es posible practicar estos ejercicios sin hacer demasiado esfuerzo obvio.

Empecemos a examinar ahora algunos de estos ejercicios.

Empecemos por el... Yoga

El yoga se ha practicado en todo el mundo durante unos 5.000 años, y es un ejercicio activo que se compone esencialmente de una combinación de posiciones, posturas y posturas. Tomados en conjunto, estos mejorarán su fuerza y flexibilidad corporal mientras sirven para disminuir los niveles de estrés al mismo tiempo que calman su "yo interior".

Aunque para los propósitos de este libro nos estamos enfocando en el yoga como una forma de ejercicio, el yoga es, de hecho, mucho más que eso. Es una forma de vida completa, que reúne el espíritu, la mente y el cuerpo del hombre en un sistema unificado de creencias y acciones.

Hay varios tipos o ramas de yoga, con los ejercicios que vamos a ver (conocidos como'Asanas') siendo parte de la rama yóguica llamada Hatha Yoga (que significa yoga forzado) que es especialmente popular en Occidente.

Los ejercicios yóguicos se componen de muchas asanas, y todos tienen diferentes grados de dificultad en términos físicos. Sin embargo, el grado de dificultad física es sólo una parte de la historia, porque muchas posturas yóguicas se centran menos en la naturaleza física de la postulación en cuestión, y mucho más en el aspecto espiritual.

Por ejemplo, la pose o posición que parecería ser la menos exigente desde un punto de vista físico es la pose de'shava-asana' o cadáver. Esto requiere que el estudiante se acueste boca arriba, con las manos a los lados.

En términos físicos no podría ser más fácil, pero el punto es que lo que realmente se está intentando es hacer que todo el cuerpo y la mente estén totalmente quietos y relajados. Sin esa quietud total, el'shave-asana' no es realmente completo, de acuerdo con el pensamiento yóguico.

Mientras que mantener su cuerpo completamente quieto puede no ser tan difícil, hacer lo mismo con su mente es mucho más difícil, hasta el punto de que muchas personas lo encontrarían todo menos imposible. Intentar el'shava-asna' es por lo tanto extremadamente fácil, pero lograrlo apropiadamente definitivamente no es así.

Ejercicios inusuales en los que nunca ha pensado

Como se sugirió anteriormente, concentrarse en tonificar el cuerpo es tan importante como quemar energía a través del ejercicio aeróbico.

Sin embargo, hay varias partes del cuerpo que la mayoría de nosotros nunca consideramos que necesiten ejercicio.

Todo su cuerpo necesita ejercicio si las diversas partes de su cuerpo van a permanecer en perfectas condiciones.

En esta sección, voy a ver algunas de las partes del cuerpo que con más frecuencia se descuidan, y cómo puede ejercitarlas utilizando actividades cotidianas simples y directas.

➢ ***Ejercitar la cara***

Es casi seguro que su cara es una parte de su cuerpo que usted nunca ha considerado hacer ejercicio.

Pero sí lo necesita, especialmente si desea abrir sus rasgos, eliminar las líneas de la piel y obtener una expresión más clara y joven.

Ejercitar la cara se trata de usar los músculos faciales que menos se usan en la vida diaria, porque esto fortalece estos músculos y por lo tanto la cara se vuelve más flexible y expresiva.

Antes de comenzar estos ejercicios, usted debe tomar una buena y larga mirada en el espejo para decidir en qué ejercicios debe enfocarse personalmente.

Si, por ejemplo, usted es por naturaleza un fruncir el ceño, entonces no se moleste con el ejercicio de fruncir el ceño. En su lugar, concéntrese en sonreír o guiñar el ojo, por ejemplo.

Aquí hay cuatro ejercicios faciales extremadamente fáciles e indoloros que puedes empezar a poner en práctica ahora mismo:

Sonriendo: Parafraseando una frase de Casablanca, "sabes sonreír, no?". Si no es así, aquí está cómo hacerlo para obtener el máximo beneficio del ejercicio de sonreír.

Con la cabeza en una postura erguida pero relajada, apriete las mejillas hacia arriba mientras extiende los labios por encima de los dientes al mismo tiempo.

Mantenga la posición durante unos segundos, luego relájese y repita el proceso. Haga esto de 15 a 20 veces por sesión, y trate de hacerlo por lo menos una vez al día.

Trate de sonreír a otras personas con más frecuencia también. Tal vez te sorprenda lo mucho mejor que te hace sentir espiritualmente, y las respuestas que obtengas justificarán con creces el pequeño esfuerzo que implica.

Fruncir el ceño: En este ejercicio, usted comienza con la cabeza erguida pero relajada, sólo que esta vez tensará los músculos de la frente y bajará las cejas al hacerlo. Sostenga el ceño fruncido resultante durante unos segundos y luego suéltelo, y haga el ejercicio de 15 a 20 veces por sesión.

Este es un ejercicio que sólo se debe hacer con moderación, ya que el uso excesivo de estos músculos al hacer este ejercicio con demasiada regularidad o a menudo puede conducir al desarrollo de líneas faciales y arrugas no deseadas.

Guiñando el ojo: Con la cabeza en la (ya) tradicional posición vertical y relajada, gire la cabeza ligeramente hacia un lado para que un ojo sea empujado ligeramente hacia adelante. Cierre el ojo más prominente y manténgalo cerrado por uno o dos segundos. Abra el ojo nuevamente y repita la operación de 15 a 20 veces con el mismo ojo.

Luego, gire la cabeza hacia el otro lado para que el ojo opuesto esté en primer plano, y repita todo el proceso con ese ojo.

Una vez más, probablemente no quieras exagerar en este ejercicio en particular, ya que hacerlo puede llevar a la formación (o aceleración) de los pliegues finos y arrugas en las esquinas de los ojos que se conocen comúnmente como "líneas de la risa".

Además, yo recomendaría que este es un ejercicio que se hace en un lugar privado, porque hacer esto en público o con personas que no conoces a tu alrededor podría darles una idea completamente equivocada.

Tirones de lengua: Este es un ejercicio que usted sólo debe hacer en privado o con personas que usted conoce. Mientras que guiñarle el ojo a extraños podría conseguirle mucha atención no deseada, es mucho más probable que ésta le dé una bofetada en la cara o un puñetazo en la nariz, ¡así que tenga cuidado de dónde y cuándo decide practicar este ejercicio!

Comience desde la posición relajada pero erguida de la cabeza y frunza los labios ligeramente. Luego, saca la lengua de la boca (sí, exactamente como cuando eras niño) y luego retírela.

Asumiendo que usted no anda regularmente tirando de su lengua hacia la gente, esta es una acción que los músculos en la parte posterior de su lengua rara vez emprenderán. Mientras que su lengua está acostumbrada a moverse hacia arriba y hacia abajo y de lado a lado dentro de su boca mientras usted está comiendo o hablando, este "empujar de atrás hacia adelante" está usando los músculos de una manera a la que no están acostumbrados.

Repita este ejercicio de 15 a 20 veces por sesión.

> ***Ejercicios de pies y piernas***

Si usted ha viajado en un vuelo de larga distancia en los últimos tiempos, probablemente sabrá que muchas de las principales aerolíneas están demostrando seguridad.

videos que enfatizan la importancia de mover los pies y las piernas durante el vuelo. Esto es para contrarrestar el mayor riesgo de sufrir una trombosis venosa profunda que puede provocar pasar varias horas en una cabina presurizada.

De forma similar, cada vez más personas pasan la mayor parte de su jornada laboral sentadas y, por lo tanto, no están usando las piernas tanto como deberían.

A veces van al baño y tal vez caminan fuera de la oficina para almorzar, así que no están totalmente ociosos, pero es casi seguro que no están usando los músculos de las piernas y la parte baja de la espalda tanto como deberían.

Al igual que los videos que ves en los aviones, voy a mostrarte varias maneras en las que puedes hacer que tus músculos trabajen incluso cuando estás sentado.

Cruzando piernas: Este ejercicio es exactamente lo que parece, pero tal como sugieren los videos de seguridad en el avión, incluso mover las piernas y los pies mientras está sentado puede estimular el flujo sanguíneo y la actividad muscular en las piernas.

Por lo tanto, es simplemente una cuestión de sentarse en su silla, relajarse y luego cruzar una pierna hacia arriba y sobre la parte superior de la otra. Mantenga esa posición final durante menos de un segundo - en este caso, lo importante es la acción y el movimiento, no la posición final - y luego regrese a la posición relajada original.

Haga lo mismo de 15 a 20 veces y luego repita las acciones para la otra pierna.

- Swinging: Este ejercicio es casi una extensión del movimiento de cruce que usamos en el último.

Después de cruzar las piernas, usted debe balancear el pie que está en la parte superior hacia adelante y luego hacia atrás de nuevo en un movimiento de péndulo.

Esto hace que los músculos de la parte posterior de las piernas se contraigan y se expandan en el esfuerzo por elevar el pie, y esto estimula los músculos y aumenta el flujo sanguíneo en las piernas.

Como siempre, repita de 15 a 20 veces por cada pierna, y trate de no hacerlo en un ambiente donde pueda correr el riesgo de patear a otros mientras hace ejercicio.

El eslabón giratorio: Este es fácil, pero efectivo para mantener sus pantorrillas y tobillos, en particular, en buena forma.

También se puede hacer sentado en su silla o en el piso de su casa, con las piernas estiradas frente a usted.

Todo lo que tiene que hacer es girar los pies en los tobillos para que los dedos de ambos pies apunten el uno al otro, y luego girar de nuevo hacia atrás para que los talones hagan lo mismo. Repite esto tantas veces como quieras (al menos 20 sería bueno) y utilice este ejercicio siempre que haya estado sentado durante largos períodos como un medio de "refrescamiento" de sus piernas.

Consejo, toque: Incluso el simple hecho de dar golpecitos con los dedos de los pies en el suelo mantendrá sus pies, tobillos y pantorrillas activos y asegurará que sus músculos sean estimulados para que se estimule el flujo sanguíneo en la parte inferior de sus piernas.

Ya sea que esté usando zapatos en la oficina o sentado en casa descalzo, simplemente levante los dedos de su pie izquierdo del suelo y vuelva a golpearlos dos o tres veces. Descanse un momento - no debería necesitar mucho tiempo, ya que esto no es extenuante - y luego repita. Haga esto de 15 a 20 veces con el mismo pie y luego repita el ejercicio con el pie opuesto.

Este es un ejercicio que se hace mejor con música!

➢ *Ejercicios de espalda y glúteos*

Cambiar y levantar: Este es un ejercicio que usted puede hacer para fortalecer los músculos de la parte baja de la espalda y los glúteos (en particular) mientras está sentado. Por lo tanto, esto es algo que se puede hacer incluso mientras se está en el trabajo, aunque dada la naturaleza del elemento "lifting" del ejercicio, no recomendaría realmente que se haga esto mientras se habla con otras personas en la oficina, por ejemplo. Podría hacerles pensar que hay algo malo contigo.

Sin embargo, este es un gran ejercicio para reducir cualquier rigidez o dolor que pueda resultar de sentarse en la misma posición por un período de tiempo prolongado, y también fortalece esos músculos.

Mientras esté en su silla, relájese y luego apriete el músculo en un glúteo y sosténgalo por un par de segundos, levantándolo ligeramente mientras lo hace.

Relájese y luego repita. Haga esto de 15 a 20 veces por cada nalga.

Balanceo de cadera: Este es un gran

ejercicio para hacer si usted está de pie por cualquier período de tiempo, ya que alivia la tensión en sus piernas y estimula

el flujo sanguíneo a través de toda la parte inferior de su cuerpo. También ayuda a evitar el dolor en la parte baja de la espalda que aflige a algunas personas si se ven obligadas a permanecer de pie durante un tiempo prolongado.

Mientras está parado de pie, deje que su rodilla derecha se relaje y suavice, mientras que al mismo tiempo empuja su cadera izquierda hacia un lado. Tire de la cadera hacia atrás y repita la misma acción de 15 a 20 veces.

Después de eso, permita que su rodilla izquierda se doble y se relaje, y fuerce su cadera derecha hacia afuera de la misma manera.

- Levantamiento: Agarra una bolsa - una bolsa de plástico del supermercado, o cualquier otra cosa que tenga asas adecuadas para levantarla hará el truco.

Ponga algo de peso en la bolsa - de nuevo, es bastante irrelevante exactamente lo que es, siempre y cuando pese por lo menos unos cuantos kilos (las botellas de agua son ideales para esto, porque usted sabe que una botella de un litro pesa casi exactamente un kilo).

Manteniendo el brazo derecho hacia abajo a un lado, doble las rodillas hasta que pueda alcanzar la bolsa en el piso y luego levántela estirando las rodillas hacia arriba. Levante hasta que las piernas vuelvan a estar rectas, mantenga la posición "levantada" durante unos segundos y luego vuelva a colocar la bolsa en el suelo doblando las rodillas una vez más.

Repite 15 veces en un lado de tu cuerpo y luego repite en el lado opuesto.

Cuando se hace correctamente, es decir, doblando las rodillas y no desde la espalda, este ejercicio es excelente para fortalecer la parte baja de la espalda, los glúteos y las caderas, pero también ayuda a mantener los brazos y los muslos en buena forma.

- Haz que nos encogamos de hombros: Este es un ejercicio que no sólo ayuda a mantener la parte baja de la espalda fuerte, sino que también es una manera efectiva de liberar la tensión que se puede acumular en los hombros y el cuello. Le ayudará a mantener los brazos y los músculos de los hombros tonificados y en forma al mismo tiempo.

También se puede hacer de pie o sentado.

Dondequiera que esté, simplemente levante los hombros hacia las orejas con el clásico movimiento de encogimiento de hombros, luego levante los antebrazos hasta una posición en la que estén paralelos al suelo y gire las palmas hacia afuera.

Finalmente, incline la cabeza hacia un lado y gírela ligeramente desde el cuello, luego mantenga esa posición final durante unos segundos. Vuelve al principio y hazlo todo de nuevo, pero esta vez, inclina la cabeza hacia el lado opuesto antes de girar.

Conclusión

Muy pocas personas desconocen por completo el hecho de que el ejercicio es bueno para ellos.

El problema es que, para muchas personas, incluso cuando saben esto, la idea de tener que unirse a un gimnasio y realmente pasar por la trituradora física en un esfuerzo por ponerse en forma es totalmente desagradable.

Por lo tanto, optaron por ignorar el hecho de que su condición corporal se está deteriorando y seguir con su vida exactamente de la misma manera que lo hacían antes, a menos que ocurra algún evento que los haga cambiar.

El punto que espero que usted aprecie ahora después de leer este libro es que no es necesario esperar hasta que tenga que empezar a hacer ejercicio antes de tomar cualquier acción. Hay literalmente docenas de oportunidades para trabajar alguna parte de su cuerpo todos los días de su vida, y todo lo que necesita hacer para comenzar a hacer ejercicio es reconocer estas oportunidades.

El ejercicio tampoco debe equipararse automáticamente con el trabajo arduo, la monotonía y el dolor.

Como ha visto, las actividades sencillas como caminar y subir escaleras pueden integrarse en su vida diaria de forma rápida y casi perfecta, pero los beneficios de estas dos actividades pueden ser enormes.

La conclusión es que no hay excusa para no empezar a hacer ejercicio ahora mismo, y todo lo que necesitas saber para hacerlo está contenido en este libro.

No hay mejor momento para empezar a hacer ejercicio regular que este mismo segundo, así que póngase los zapatos, salga a dar una larga caminata y tómese el tiempo para pensar en todas las demás formas en que va a hacer del ejercicio una parte integral de su vida de ahora en adelante.

Sólo recuerde que todo no sucederá de la noche a la mañana y que tomará tiempo antes de que usted vea un cambio en su vida para mejor.

Ahora sí, te deseo lo mejor en tus resultados, y recuerda, todo es práctica; no te sirve de nada la teoría sin acción.

Lleva a la vida real todo lo que aprendes.

Un fuerte abrazo, tu amiga, Jessy!

Por cierto, cuando logres conseguir tus resultados poco a poco, te recomiendo mucho, si deseas aprender mucho más acerca de metodos de bajar de peso, mi libro, sobre "COMO HACER LA DIETA CETOGÉNICA SIN DEJAR DE COMER", es un libro que estoy segura de que te ayudara mucho en tu camino de la "buena salud". Sin más dilación, puedes encontrarlo en el buscador de Amazon, como: "Como hacer la dieta cetogénica sin dejar de comer" ó buscando mi nombre, como: "Jessy M. Brown"... Una vez más te deseo éxito en tus resultados!

9 781798 872727